# BEI GRIN MACHT SICH IHR WISSEN BEZAHLT

AF131367

- Wir veröffentlichen Ihre Hausarbeit,
  Bachelor- und Masterarbeit

- Ihr eigenes eBook und Buch -
  weltweit in allen wichtigen Shops

- Verdienen Sie an jedem Verkauf

## Jetzt bei www.GRIN.com hochladen und kostenlos publizieren

Markus Metzger

# Die Zukunft der Krankenhäuser in Deutschland

## Ein Aufsatz aus der Praxis

GRIN Verlag

**Bibliografische Information der Deutschen Nationalbibliothek:**

Die Deutsche Bibliothek verzeichnet diese Publikation in der Deutschen National-
bibliografie; detaillierte bibliografische Daten sind im Internet über http://dnb.d-
nb.de/ abrufbar.

**Impressum:**

Copyright © 2014 GRIN Verlag GmbH
Druck und Bindung: Books on Demand GmbH, Norderstedt Germany
ISBN: 978-3-656-64607-5

**Dieses Buch bei GRIN:**

http://www.grin.com/de/e-book/272709/die-zukunft-der-krankenhaeuser-in-
deutschland

**GRIN - Your knowledge has value**

Der GRIN Verlag publiziert seit 1998 wissenschaftliche Arbeiten von Studenten, Hochschullehrern und anderen Akademikern als eBook und gedrucktes Buch. Die Verlagswebsite www.grin.com ist die ideale Plattform zur Veröffentlichung von Hausarbeiten, Abschlussarbeiten, wissenschaftlichen Aufsätzen, Dissertationen und Fachbüchern.

**Besuchen Sie uns im Internet:**

http://www.grin.com/

http://www.facebook.com/grincom

http://www.twitter.com/grin_com

# Krankenhausmarkt und Gesundheitsdienstleistungen

## Die Zukunft der Krankenhäuser in Deutschland

### - ein Aufsatz aus der Praxis -

Vorgelegt von:     Markus Metzger

März 2014

# Inhaltsverzeichnis

Abkürzungsverzeichnis

Inhaltsverzeichnis

I.   Problemstellung ................................................................................................................1

II.  Beschreibung des Ist-Zustandes ......................................................................................1

   1.   Krankenhausstrukturen ................................................................................................1

   2.   Demografische Strukturen ...........................................................................................2

   3.   Gesetzgeberische Rahmenbedingungen.......................................................................2

III. Trends im Krankenhausmarkt.........................................................................................3

   1.   Neue Geschäftsmodelle ...............................................................................................3

   2.   Optimierung .................................................................................................................4

   3.   Konzentration...............................................................................................................4

IV. Schaffung politischer Rahmenbedingungen....................................................................5

V.  Fazit ..................................................................................................................................6

Literaturverzeichnis

# Abkürzungsverzeichnis

| | |
|---|---|
| ASV | Ambulante Spezialärztliche Versorgung |
| DRG | Diagnosis Related Groups |
| G-BA | Gemeinsamer Bundesausschuss |
| GKV | Gesetzliche Krankenversicherung |
| KBV | Kassenärztliche Bundesbereinigung |
| MVZ | Medizinisches Versorgungszentrum |
| SGB | Sozialgesetzbuch |
| VÄndG | Vertragsarztrechtänderungsgesetz |

# I.  Problemstellung

Die Kliniken und der Klinikmarkt in Deutschland stehen vor immensen Veränderungen. Der Markt wie man ihn heute kennt wird sich verändern und verändern müssen, um die Versorgung der Bevölkerung mit Gesundheitsdienstleistungen sicherzustellen. Eine Anpassung an die Veränderungen, die sich vor allem durch die Demografie, dem medizinischen Fortschritt, dem Anspruchdenken der Patienten und der Multi-Morbidität ergeben, ist dabei von entscheidender Bedeutung. Es muss somit eine Antwort auf die Frage gefunden werden, wie sich trotz dieser Veränderungen eine adäquate und zeitgerechte medizinische Versorgung der Bevölkerung sicherstellen lässt. Wie kann die drohende Unterversorgung im ländlichen Raum sowie die Überversorgung in den Ballungsräumen abgebaut werden.

Aus dem Blickwinkel der Krankenhausleitung (der Autor ist Leiter eines Krankenhauses) wird als Ausgangspunkt der Ist-Zustand beschrieben, indem sich die Krankenhäuser einem zunehmenden Wettbewerbs- und Innovationsdruck unterworfen sind. Im Anschluss werden Trends im Krankenhausmarkt beleuchtet, um Strukturen der Verantwortung herauszuarbeiten und Forderungen an die Politik zu stellen, entsprechende Rahmenbedingungen zu schaffen und für Sicherheit, Planbarkeit für eine optimale Gesundheitsversorgung zu sorgen. Denn sicher muss sein, dass die Gesundheitsversorgung flächendeckend mit einer Grundversorgung gewährleistet ist.

# II.  Beschreibung des Ist-Zustandes

## 1.  Krankenhausstrukturen

Heute herrschen große Unterschiede innerhalb Deutschlands. Einerseits stehen Ballungszentren mit großer Versorgungsdichte den ländlichen Regionen mit teilweiser Unterversorgung gegenüber, andererseits bestehen aufgrund des Föderalismus unterschiedliche Vorgehensweisen in der Krankenhausversorgung und regionale Konzepte prägen den jeweiligen Bereich. Darüber hinaus ist zu erkennen, dass sich Fallzahlen, also die Häufigkeit der Inanspruchnahme von Gesundheitsdienstleitungen, landesweit unterscheiden. Baden-Württemberg hat vergleichsweise wenige Betten, aber auch geringe Fallzahlen (528 Betten / 18.500 Fälle bezogen auf 100.000 Einwohner) - im Gegensatz hierzu stehen in Bremen 778 Betten bei ca. 30.000 Eingriffen pro 100.000 Einwohner entgegen[1]. Die immensen Unterschiede lassen sich nur zum Teil mit unterschiedlichen Anforderun-

---

[1] Stand 2013

gen und Strukturen zwischen Flächen- und Stadtstaat erklären.

Trotz der vorhandenen Notwendigkeit zur Neustrukturierung muss allerdings auch berücksichtigt werden, dass kleine Krankenhäuser, die zur Sicherstellung der Gesundheitsversorgung gerade im ländlichen Raum unabdingbar sind, Vorhaltekosten von Bereitschaftsdiensten im ärztlichen Bereich, im Funktionsdienst, im medizinisch-technischen Dienst bis hin zur Pforte auf deutlich weniger Fälle als große Häuser umlegen können. Hierdurch haben diese kleinen Häuser einen strukturellen Nachteil hinsichtlich ihrer Wirtschaftlichkeit. Bedarfsgerechte kleinere Häuser im ländlichen Raum müssen deshalb Sicherstellungszuschläge als Ausgleich für diese Nachteile erhalten.

## 2.  Demografische Strukturen

Bereits heute sind die Auswirkungen einer immer älter werden den Gesellschaft und deren Folgen an allen Stellen zu beobachten. Hinzu kommt die Unsicherheit in der Planung, dass es in den zwanziger Jahren des für die Sozialsysteme äußerst kritisch werden wird, wenn die Baby-Boomer in das Rentenalter kommen. Durch die Überalterung der Bevölkerung ergibt auf der einen Seite eine Auswirkung der Nachfrage für Gesundheitsleistungen, auf der anderen eine Knappheit an finanziellen Mitteln. Die Auswirkungen des demografischen Wandels werden zu einer stärkeren Spezialisierung der Krankenhäuser führen.

## 3.  Gesetzgeberische Rahmenbedingungen

Verschiedene politische Eingriffe haben die Entwicklung des Krankenhausmarktes entscheidend beeinflusst. Die größte Veränderung hat sich durch die Einführung des DRG-Systems im Jahre 2004 ergeben. Auch wurden Änderungen der Organisationsmöglichkeiten von Kliniken geschaffen wie zum Beispiel die Einführung medizinischer Versorgungszentren in der Trägerschaft von Kliniken oder auch Operation der ambulanten Behandlung im Krankenhaus. Gefolgt wurde dies durch das VÄndG (2007), Einführung der Zusatzentgelte (2010), Einführung der Zwangsrabatte auf Ambulanzware (2010) und dem Versorgungsstrukturgesetz (2012). Derzeit arbeitet der G-BA die Rahmenbedingungen für die Spezialärztliche Versorgung aus.

Welche Richtung die neue Bundesregierung mit ihrer großen Koalition einschlagen wird, ist nur ansatzweise zu erkennen, da der Koalitionsvertrag hierzu nicht sehr viel ausführt. Zu erkennen ist lediglich, dass man sich für die wohnortnahe Versorgung und hohe qualitative Anforderungen an Leistungen im Gesundheitssektor ausspricht[2]. Wie dies umgesetzt werden soll – und vor allem finanziert werden soll – sind keine Ausführungen enthalten. Insofern ist eine große Unsicherheit bei der Planung von Investitionen, strukturellen Umgestaltungen und Planung des Leistungsportfolios in den Krankenhäusern vorhanden.

## III. Trends im Krankenhausmarkt

Auf Grund der Knappheit an finanziellen Mitteln im Gesundheitswesen folgt zwingend eine allgemeine Ökonomisierung des Klinikmarktes, in welchem die Integration von Gesundheitsleistungen über die Sektorgrenzen hinweg, die Optimierung von Geschäftsprozessen und eine Konzentration der Kliniken zu erkennen ist.

### 1. Neue Geschäftsmodelle

Flankiert durch entsprechende gesetzgeberische Rahmenbedingungen werden zunehmend Gesundheitsdienstleistungen ohne direkte Zuordnung in den einen oder anderen Bereich erbracht. Hierbei reicht in Deutschland die Idee, die sektorale Trennung im Gesundheitswesen zwischen ambulant und stationär durch ein integriertes System zu überwinden, bereits auf Ansätze Mitte der 1970er Jahre zurück. Das Modell der integrierten Versorgung sollte bei der Überwindung der sektoralen Grenzen helfen. Man nahm an, dass die Qualität und Gesamteffektivität der Leistungen durch die Einrichtung der integrierten Versorgung gesteigert werden kann. Seit der Neufassung des § 116b SGB V in 2006 stieg der Anteil ambulant abgerechnete Arzneimittel um 115 Prozent an.

Die Anzahl der an Krankenhäuser angegliederten MVZ steigt weiter an[3]. Als Konsequenz des Erfolgs der Spezialambulanzen wurde § 116b SGB V in 2012 unter dem Namen „Ambulante Spezialärztliche Versorgung" (ASV) überarbeitet, um die Rahmenbedingungen für hochspezialisierte Gesundheitsleistungen von niedergelassenen Fachärzten und Klinikambulanzen anzupassen.

Jeder Leitungserbringer lotet daher die Möglichkeiten aus, sein Leistungsspektrum zu definieren und seine Stärken durch Anwendung entsprechender Geschäftsmodelle zu straffen.

---

[2] Koalitionsvertrag, Seite 57
[3] KBV. Medizinische Versorgungszentren aktuell (2013)

## 2. Optimierung

Die Verweildauer in den Kliniken ist seit 1993 insgesamt um 37 Prozent gesunken, zwischen 1993 und 2003 im Durchschnitt um 3 Prozent pro Jahr. Seit 2004 hat sich die Aufenthaltsdauer und weitere 9 Prozent vermindert, wobei die stationär behandelten Fälle um ca. 18 Prozent zunahmen. Mit der Einführung der DRGs ergab sich kurzfristig eine Absenkung der Fallzahlen und geringe Auslastung der Betten, danach stabilisierte sich die Auslastung[4].

Daher scheinen größere Verbünde vorteilhaft zu sein. Wichtigstes Ziel ist dabei die Optimierung der Leistungsstrukturen, indem jedes einzelne Verbundmitglied unter Beachtung der lokalen Versorgungssicherheit zu einem Spezialisten wird. Hierbei ist die Versorgungsdichte in Deutschland wie geschaffen für eine Optimierung. Begleitend zu dieser Entwicklung ist die Bildung von Netzwerken unerlässlich, um einerseits der wachsenden Einkaufsmacht die Krankenversicherungen gegenübertreten können und andererseits sonstige Unsicherheiten im Bereich des Einkaufs oder der Versicherung abdämpfen zu können.

## 3. Konzentration

Die Einführung der DRGs als neues Entgeltsystem der stationären Akutversorgung zog in den Kliniken wirtschaftliche und organisatorische Veränderungen nach sich. Kliniken fusionieren oder sie verschwanden. So verlor der Akutbereich ca. 8 Prozent seiner Häuser, die Rehabilitation ca. 16 Prozent der Einrichtungen[5]. Innerhalb der Kliniken wurden Synergien genutzt und Prozesse optimiert, was ein Bettenabbau von 3 Prozent im Akutbereich zur Folge hatte.

Ferner zeigt sich ein Wandel in der Trägerschaft von Kliniken in Richtung eines Privatisierungsprozesses. Seit 2004 wurden insgesamt rund sechs Prozent der Akutkliniken privatisiert, wobei die Mehrheit zuvor kommunal/staatlich getragen war[6].

Im Jahr 2010 befanden sich 10 Prozent Krankenhäuser in Insolvenzgefahr, 80 Prozent lagen im grünen Bereich, die restlichen 10 Prozent dazwischen. Da davon auszugehen ist, dass die Kosten der Krankenhäuser auch künftig stärker steigen als ihre Erlöse, bleibt der wirtschaftliche Druck anhalten. Unter Umständen wird sich der wirtschaftliche Druck sogar noch verschärfen - dies vor dem Hintergrund der Euro-Schuldenkrise und den

---

[4] Destatis. Informationssystem der Gesundheitsberichterstattung – Krankenhäuser (2013)
[5] IMS HEALTH. Krankenhaus-Universumsdatei (2013)
[6] IMS HEALTH. Deutscher Krankenhausmarkt DKM (2013)

noch höheren Anforderungen an die Krankenhäuser im Hinblick auf die Qualität. Dieser Druck wird den Konsolidierungsprozess im Krankenhausbereich weiter vorantreiben. Die Optimierung einzelner Betriebe wird in einigen Fällen Abhilfe schaffen. Ein spürbarer Schritt wird in vielen Fällen jedoch erst eine Optimierung des Leistungsportfolios im Verbund bringen. Die Hürden hierzu sind allerdings hoch. Meist genügende regionale Kooperationen nicht, sondern es sind Fusionen der Beteiligten Partner nötig. Die beteiligten Gesellschafter müssen sich auf einen unsicheren Weg einlassen und bereit zur Aufgabe von Teilleistungen sein. Dies kann bis hin zur Schließung eines kleinen Standortes innerhalb eines Verbundes gegen. Die lokalen politischen Widerstände sind hier besonders groß und kurzfristig meist unüberwindbar. Langfristig werden sie gegen die ökonomischen Restriktionen aber nicht ankommen können. Tatsächlich zeigt sich, dass gerade kleine ländliche Krankenhäuser in kommunaler Trägerschaft große wirtschaftliche Probleme aufweisen. Betroffen sind kleine, aber auch mittelgroße Krankenhäuser mit einem geringen Spezialisierungsgrad.

## IV. Schaffung politischer Rahmenbedingungen

Der deutsche Klinikmarkt wird sich ändern - getrieben von demografischen, technischen und wirtschaftlichen Entwicklungen. Das Thema Gesundheit ist aber immer auch ein politisches. Zahlreiche verschiedene Interessen wollen berücksichtigt werden. Die Auswirkungen politisch motivierter Reformen bleiben hingegen oft begrenzt und führen zu unerwarteten Resultaten neuem Handlungsbedarf. Er stellt sich also die Frage, welchen Gestaltungswillen und welche Gestaltungschancen die Politik besitzt.

Mit den Krankenhausfinanzierungsreformgesetz 2009 wurden mehr als 3 Milliarden € zusätzlich für die Krankenhäuser zur Verfügung gestellt. Darüber hinaus wurde ein Förderprogramm zur Verbesserung der Situation des Pflegepersonals in ihren Häusern eingeführt. Andere Beispiele für gestalterisches Handeln der Politik sind die Gründungen kommunaler Klinikenverbünde, um die Krankenhausversorgung einer Region sicherzustellen. Andererseits besteht die Politik auf Bundes- und Länderebene unter Druck, da die Krankenhausentwicklungen nur eine Richtung zu kennen scheint: ein höherer Finanzierungsbedarf, Mengenausweitung, Ausspressen des Personals. Seit Einführung DRGs 2004 ist eine deutliche Zunahme der Fallzahlen bei kürzer Verweildauer und steigender Behandlungskomplexität der Patienten zu beobachten.

Die duale Krankenhausfinanzierung ist in der Krise: Bundesländer übernehmen ihren Anteil für die Investitionskosten immer weniger mit der Folge, das Krankenhausbetreiber Teile der eingenommen Betriebsmittel für Investitionen umlenken, die an anderer Stelle fehlen. Politisch durchaus gewollt war der Konzentrationsprozess in der deutschen Krankenhauslandschaft, die Zusammenlegung von Fachabteilungen, die Fusionierung von Kliniken mit anderen Einrichtungen. Gleichzeitig ist in vielen Kliniken eine steigende Mengenausweitung von bestimmten Operationen zu beobachten. Mehrbedarf in der klinischen Versorgung ist in einer alternden Gesellschaft nichts Überraschendes. Besonderer Kostentreiber ist jedoch der medizinisch- technische Fortschritt. Die politisch Verantwortlichen müssen gemeinsam Instrumente entwickeln, um einerseits den Anreiz zur Mengenausweitung zu mindern und andererseits Anreize für qualitätsorientierte Vergütungssysteme auszuweiten. Die

Politik ist als Gestalterin im stationären Sektor gefordert. Die politisch handelnden Akteure finden sich im Spannungsfeld zwischen Gestaltungswillen auf der einen Seite und realpolitischen Druck auf der anderen Seite.

# V.  Fazit

Kliniken benötigen einen vernünftigen und berechenbaren ordungspolitischen Rahmen, der eine qualitätsorientierte Vergütung stärkt und sich dabei an den Bedürfnissen der Patienten und an der Arbeit der Beschäftigten orientiert.

Gesellschaftlich gewollt ist die wohnortnahe Versorgung - auch in strukturschwachen Regionen. Diese Krankenhäuser müssen zur Sicherstellung der Versorgung der Bevölkerung Leistungen vorhalten, die wegen des geringen Versorgungsbedarfs mit Fallpauschalen nicht kostendeckend refinanziert werden. Bei der Planung und Definition von Versorgungsaufträgen müssen auch ambulante Versorgungsangebote miteinbezogen werden.

Bei auf Überversorgung beruhenden Steigerung, die sich nicht mit demografischen Wandel bzw. auf die Veränderung der Morbidität zurückführen lassen, müssen Regelungen getroffen werden.

Derzeit haben Krankenhäuser mit immensen Personalproblemen zu kämpfen. Dies betrifft den ärztlichen, aber auch vor allen pflegerischen Bereich. Hierbei muss im ersten Schritt dafür gesorgt werden, das entsprechendes Personal ausgebildet zu Verfügung steht, um im Anschluss durch Einführung bundeseinheitlicher Personalstandards ein einheitliches und hochqualitatives Vorgehen zu gewährleisten.

Da solche Forderungen schwierig und langwierig umzusetzen sind, bleibt zu hoffen, dass die neue Regierung zügig an die Umsetzung geht und der dann eingeschlagene Weg auch künftig weiter beschritten wird.

# Literaturverzeichnis

Koalitionsvertrag der Bundesregierung der 18. Legislaturperiode

KBV. Medizinische Versorgungszentren aktuell (2013)

Destatis. Informationssystem der Gesundheitsberichtserstattung – Krankenhäuser (2013)

IMS HEALTH. Krankenhaus-Universumsdatei (2013)

IMS HEALTH. Deutscher Krankenhausmarkt DKM (2013)